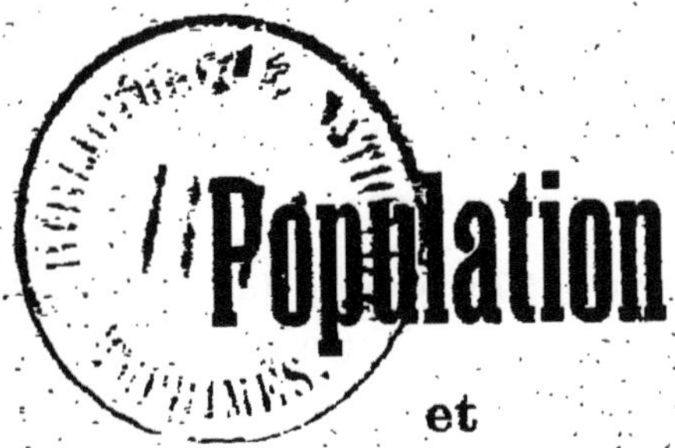

Population
et
Prudence Procréatrice

par

PAUL ROBIN

4me EDITION
Revue et Augmentée

10me Mille

PRIX : 10 centimes

LIBRAIRIE DE *RÉGÉNÉRATION*
27, rue de la Duée
PARIS-XXe

—

1907

Population

et

Prudence Procréatrice

par

PAUL ROBIN

4me EDITION
Revue et Augmentée

10me Mille

PRIX : 10 centimes

LIBRAIRIE DE *RÉGÉNÉRATION*
27, rue de la Duée
PARIS-XXe

—

1907

DÉCLARATION DE LA LIGUE
de la Régénération humaine

Comité de Rédaction de Régénération.

I. — MOTIFS

Négligeant toute condition imposée aux satisfactions sexuelles par les lois et les coutumes des divers pays, nous posons en principe :

Que l'utilité de la création d'un nouvel humain est une question très complexe, contenant des considérations de temps, de lieux, de personnes, d'institutions publiques ;

Qu'autant il est désirable, aux points de vue familial et social, d'avoir un nombre suffisant d'adultes sains de corps, forts, intelligents, adroits, bons,

Autant il l'est peu de faire naître un grand nombre d'enfants dégénérés, destinés la plupart, à mourir prématurément, tous à souffrir beaucoup eux-mêmes, à imposer des souffrances à leur entourage familial, à leur groupe social, à peser lourdement sur les ressources toujours insuffisantes, des assistances publiques et de la charité privée, aux dépens d'enfants de meilleure qualité.

Nous considérons comme une grande faute familiale et sociale de mettre au monde des enfants dont la subsistance et l'éducation ne seront pas suffisamment assurées dans le milieu où ils naissent *actuellement.*

(Nous ne contestons pas que certaines réformes et améliorations permettront à la terre de nourrir *plus tard* un grand nombre d'habitants ; mais nous affirmons qu'il est indispensable, avant de vouloir augmenter le nombre des naissances, d'attendre que ces réformes aient été exécutées et aient produit leur effet, et que du reste, la préoccupation de la *qualité* devra toujours précéder celle de la *quantité.*

II. — BUT

1. Répandre les notions exactes des sciences physiologique et sociale, permettant aux parents d'apprécier les cas où ils devront se montrer prudents quant au nombre de leurs enfants, et assurant, sous ce rapport, leur liberté et surtout celle de la femme.

2. Lutter contre toute fâcheuse interprétation légale ou administrative de la propagande humanitaire de la Ligue.

3. Enfin et en général, faire tout ce qui est nécessaire pour que tous humains connaissent bien les lois *tendancielles* de l'accroissement de la population, leurs conséquences pratiques, et les moyens de lutte scientifique contre d'apparentes fatalités, afin qu'ils deviennent plus heureux et par conséquent meilleurs.

III. — MOYENS D'ACTION

1. Distribution, prêt, vente de feuillets, brochures et livres.

2. Causeries familiales, conférences.

3. Consultations données par des praticiens dont les adresses seront fournies aux personnes intéressées.

4. Pression à exercer par les amis ayant de l'influence sur les divers périodiques, journaux et revues, pour qu'ils insèrent notre sommaire, mentionnent nos efforts, donnent notre adresse. (Envoyer au journal toutes coupures pouvant intéresser).

5. *Groupes locaux, fédérations.* — La Ligue conseille la création de groupes locaux autonomes avec lesquels elle entretiendra des relations amicales, échangera des moyens d'action, mais sans aucune espèce d'obligations réciproques.

6. C'est dans les mêmes conditions de parfaite liberté que la ligue française entretretiendra des relations avec les ligues autrement constituées d'autres pays ; et qu'elle fait partie de la Fédération universelle créée à la Conférence internationale, tenue à Paris, 4-6 août 1900.

POPULATION

ET

PRUDENCE PROCRÉATRICE

La question de la vie matérielle n'est pas la seule : mais elle précède tous les autres. « D'abord vivre, ensuite philosopher », professe un vieux dicton. Donc, avant tout autre, le problème de *la subsistance assurée à tous* doit être résolu.

L'économie sociale a trois chapitres : La question de population, la création des subsistances, leur distribution.

La première a toujours été négligée. Comme elle aboutit à des détails délicats qui peuvent offenser la « décence » : que celle-ci, est la seule morale, hypocrite, des religieux, ils ont presque complètement réussi à en écarter ou à en falsifier l'étude. Nombre de gens qui se croient émancipés parce qu'ils ont abandonné les dogmes surnaturels, continuent sur cette question surtout, à raisonner comme des théologiens obstinés, des providentialistes aveugles. Malgré l'évidence des faits, les religieux de n'importe quelle secte trouvent tout parfait dans l'œuvre de leur dieu infiniment bon et infiniment puissant : et de même, les demi-émancipés trouvent tout parfait dans la Nature, parlent sans cesse de ses lois immuables, qu'ils ignorent ou méconnaissent, et veulent infliger des châtiments artificiels à ceux qui violent les « prescriptions » de la Nature telles qu'ils les interprètent.

Parlez à ces *croyants*, vieux ou nouveau système, de vérités démontrables, ils nient tout simplement, la manie de la foi ayant atrophié chez eux les facultés d'observation, de raisonnement et de jugement. J'avoue qu'arrivée à un certain degré, cette maladie est incurable, et c'est perdre le temps que de chercher à la guérir quand même. Il ne faut s'adresser qu'aux gens ayant au moins ce commencement de science, savoir qu'ils ignorent un sujet, et être curieux de l'apprendre.

A ceux-ci seulement je dirai, cent ans après Malthus, que, si rien n'entrave son développement, la postérité d'un être vivant, et par suite d'un groupe d'êtres, a une *tendance* à s'accroître en progression géométrique. Et ceci est une vérité démontrable mathématiquement, sitôt qu'on admet qu'il y a un accroissement quelconque. En effet, appelez comme vous voudrez, $\frac{1}{a}$ par exemple, la fraction dont s'accroît en une unité de temps, une quantité quelconque d'êtres vivants prise pour unité. Leur population qui était à l'origine de 1, est après l'unité de temps, $1 + \frac{1}{a}$; au bout d'une 2me unité de temps $(1 + \frac{1}{a})^2$; ... et après n unités de temps, $(1 + \frac{1}{a})^n$.

Une population composée de végétaux, d'animaux d'une espèce quelconque, l'homme compris, qui est à un moment donné P, tend à devenir après n unités de temps $P(1 + \frac{1}{a})^n$, et le deviendrait à la condition qu'aucun obstacle n'entravât ce développement, que les descendants de la population primitive ne manquassent jamais de subsistance ni de place.

(J'ai employé ici un langage bref, facile à comprendre pour tous ceux qui ont suivi une première année d'école primaire supérieure. J'en demande pardon à ceux qui ne le comprendraient pas; s'ils sont de bonne volonté, ils trouveront toujours facilement un camarade qui le leur traduira en langue usuelle plus prolixe et plus diffuse).

Or, tous les êtres vivants manquent toujours et

vite, de subsistance et de place, chardons... morues... lapins... hommes!... De sorte que la loi *tendantielle* ne devient jamais une loi *positive*. Le très grand nombre d'êtres quels qu'ils soient, végétaux, animaux, hommes, nés en trop, meurent par manque de subsistance et de place, ou servent de pâture à d'autres êtres.

Les animaux mangent les végétaux, se dévorent les uns les autres: et l'homme fait de même.

La vague intuition de cette loi de surprocréation et de l'immense destruction violente et douloureuse qui en résulte, a été un des motifs spontanés des entraves de toute espèce, opposées en tout temps, en tous lieux, dans toute barbarie ou prétendue civilisation, à l'union sexuelle: des cérémonies absurdes, cruelles, de toute sorte imaginable, accompagnant le mariage, des destructions ajoutées par l'homme aux destructions opérées par la nature, de l'infanticide, notamment celui des filles, des guerres, meurtres, et surtout de la bataille industrielle aujourd'hui.

Les attardés malfaisants qui, par violence et ruse, se sont arrogé et conservent encore, grâce à l'inertie de la masse inconsciente, le gouvernement tyrannique des humains, et prétendent mensongèrement ne travailler qu'à leur bonheur, trouvent que la souffrance universelle causée par la marâtre Nature est insuffisante, et cherchent à l'aggraver sous les faux prétextes de leur patriotisme encore plus haineux pour leurs compatriotes que pour les étrangers.

Ils poussent follement à surprocréer davantage, et, dans leur immonde peur de l'invasion des étrangers et surtout des revendications des pauvres, ils veulent encore plus de chair à canon, plus de chair à usine: ils n'ont jamais, pour maintenir leurs privilèges, protéger leurs vols, assez de dégénérés, les uns résignés, électeurs dupés et ouvriers affamés.

les autres brutaux (1) aidant à l'oppression et l'exploitation des premiers.

Le bon sens public fait justice de ces prédications insensées, de ces appels à de nouvelles violences. A mesure qu'une famille, qu'une classe, qu'une nation devient plus éclairée, elle devient volontairement moins prolifique, et tend à proportionner le nombre des nouveaux appelés à la vie, aux subsistances, aux soins de toutes sortes, à la place qu'on pourra leur offrir.

La France est entrée la première dans cette voie du bon sens, de la raison. Elle a la natalité la plus faible de toutes les nations, et on peut prévoir le temps très prochain, prédit dans les lamentations des *procréatomanes* où sa population au lieu de s'augmenter légèrement grâce à la mortalité décroissante, ira réellement en diminuant, où la France *se dépeuplera !*

Voici pour quelques pays, le taux moyen des naissances pour 10.000 habitants pendant deux des dernières décades :

PAYS	1881-90	1891-1900	DIMINUTION
Nouvelle-Zélande....	339	267	72
Nouvelle-Galles.....	345	303	42
Victoria...........	317	285	32
Angleterre et Galles.	325	299	26
Suède.............	290	272	18
France.............	239	222	17
Hollande...........	342	325	17
Belgique...........	302	290	12
Espagne............	364	353	11
Autriche...........	379	371	8
Allemagne..........	368	361	7
Prusse.............	374	367	7
Norwège............	308	303	5

(1) Voir note à la fin.

Ces résultats sont remarquables : ils seraient plus frappants, mais trop longs pour une courte brochure, si on tenait compte de toutes les années. Ainsi en Nouvelle-Zélande, pays où la densité est de 2 à 3 habitants par kmq., 25 à 30 fois moindre qu'en France, la natalité en 1879 était de 41 par 1000 habitants et seulement de 23 en 1900 ! En 1905 la natalité française était 20.7.

Ce mouvement de *véritable progrès*, vers le but du bonheur universel n'est pas assez rapide. Si les plus riches et les plus instruits d'entre les humains veulent et savent limiter sagement leurs familles, les pauvres, sans initiative et sans instruction, restant dupes des fourberies politico-religieuses, continuent encore à faire au hasard, des malheureux qui ne jouiront pas de la vie, ou n'y goûteront que quelques joies brutales et trompeuses comme celles de l'ivresse. A coup sûr, en grande majorité, ces êtres non désirés, mourront prématurément, après avoir beaucoup souffert et fait souffrir leur entourage familial et social.

A cette immense masse de « prolétaires » souffrant de la fécondité irréfléchie, involontaire, qui leur a valu leur nom méprisé et méprisable, nous devons, nous, les véritables émancipateurs de nos frères malheureux, enseigner la doctrine et les pratiques qui ont sauvé jusqu'ici une très insuffisante minorité de nos semblables.

Répétons ce que disent les procréatomanes, mais en précisant bien leur but : « Mères, enfantez dans la douleur beaucoup de misérables rejetons. Malgré votre tendresse, vous ne pourrez que mal les soigner, mal les nourrir ; ils seront malheureux, donc auront forte chance de devenir méchants ; ils seront les victimes d'une douloureuse mort prématurée ou d'une courte, encore trop longue vie de souffrances, d'écrasements. Filles, elles renforceront le nombre des infortunées qu'un travail excessif ne peut nourrir, et dont le salaire s'abaisse à mesure que leur nombre croît; elles seront les victimes fatales de leur propre multitude, de l'exploitation patronale contre laquelle leurs rivalités entre elles ne leur permettent pas de s'associer; de la concurrence des œuvres dites charitables, ouvroirs, orphelinats, bons pasteurs, refuges de toutes sortes, institutions qui créent infiniment plus de détresses qu'elles n'en soulagent et n'en pourraient soulager; une sur 70 deviendra fatalement une prostituée.

« Fils, ils souffriront la même exploitation, les mêmes misères, incurables par les mêmes motifs, malgré quelques trompeuses apparences, en quelques points, de commencements, sans suites vraiment sérieuses, d'unions de résistance contre la tyrannie patronale. Et en plus, pis que victimes, ils deviendront d'horribles bourreaux, des soldats, propres non à défendre leur patrie, qu'aucun autre *peuple* ne songe à attaquer, mais à piller, assassiner, incendier dans celles des pauvres gens paisibles, des races dites inférieures, et à l'occasion, à agir de même contre leurs propres compatriotes ».

Voici le véritable sens de la prédication, du tas de gens abominables dont le sénateur Edme Piot et le statisticien Bertillon sont en ce moment les étoiles!

Opposons à ces paroles d'excitations au meurtre, à la misère, à la déchéance, à l'effondrement de la race, nos paroles fraternelles de paix, d'amour, de bonté, de progrès, de bonheur universels :

« Couples qu'unit le doux lien d'amour et vous surtout, femmes, veillez bien à n'avoir d'enfants que quand vous l'aurez résolu après mûre réflexion.

« Qu'en ce point, comme en tout autre infiniment moins important, le seul guide de votre conduite soit la science de la vie, de ses conditions dans l'état actuel, réel (et non pas futur, imaginaire) de la nature et de la société. Songez que quand vous vous décidez à transmettre la vie à un être nouveau, il ne s'agit pas de faire une poupée pour votre amusement personnel, mais d'entreprendre un long, difficile travail, demandant une immense dépense d'intelligence, de soins, de persévérance, pendant beaucoup d'années, pour élever physiquement et moralement le fruit de vos amours, en faire un être sain, vigoureux, beau, intelligent, adroit, et par dessus tout, bon; que ce qui doit vous préoccuper uniquement, c'est qu'il soit, lui-même, le plus heureux possible et contribue à répandre autour de lui la plus grande somme de bonheur, qu'il soit un véritable humain dans toute la haute noblesse de ce terme, et non une nuisible bête à trompeuse face humaine.

« Sont-ils de véritables humains, vos maîtres dans l'Etat, dans l'usine, qui ne peuvent jouir de leurs biens, tant superflus, qu'à la condition que l'immense majorité meure ou croupisse dans toutes les misères ? Le sont-ils, ceux de vos enfants que le surmenage a écrasés, bêtes de somme traînant leur vie éreintante sans digne loisir ? et ces autres qui ont déserté votre sainte cause, se sont joints à vos tyrans et comme soldats ou policiers, deviennent les tortureurs et les meurtriers de leurs frères ?

« Il vous est facile de supprimer ces deux dernières classes de malfaisants, et par suite de voir disparaître la première qui seule, serait impuissante à se gorger aux dépens de votre inanition.

« Grève des ventres, comme l'a dit une des vôtres (1)! O femmes! Faites des enfants qui relèveront, émanciperont la classe des travailleurs, destinée à absorber toutes les autres, et non de ceux qui ne contribuent qu'à augmenter son écrasement ».

Encore un mot, frères qui voulez réellement « le plus grand bien du plus grand nombre » ! Vous

(1) Augustine Bron, *Peuple de Bruxelles*, 189?. Beaucoup d'autres, dont Séverine, l'ont dit après elle.

trouverez près de vous des gens vaguement bien intentionnés, mais ne sachant pas voir, observer au sens scientifique du mot.

« Je ne *crois* pas, — dit ou écrit chacun, et me répétait un des meilleurs, — que la nourriture manque aux humains. Elle n'est que mal répartie, tous les économistes (lesquels ?) affirment que la terre produit en ce moment deux ou trois fois plus d'aliments qu'il n'en faut aux hommes vivants. Il y a d'immenses contrées stériles qu'on pourrait rendre fertiles et on pourrait améliorer celles qui le sont déjà... »

Ce dernier point est très vrai, mais au lieu de faire des ingénieurs, apôtres de la civilisation, qui iraient apporter aux humains moins instruits, à nos frères des races dites inférieures, les lumières scientifiques, les forces industrielles qui leur manquent, au lieu de ces hommes utiles, nos gouvernants fabriquent avec notre surplus d'enfants mal nés, mal élevés, des bêtes féroces qui vont partout porter la ruine, l'incendie, la mort ! On ne va pas fertiliser les terres stériles, on va stériliser les terres fertiles ! On ne va pas instruire, adoucir les barbares, on va dépasser de beaucoup leurs horreurs !

Supposons un moment que notre rêve soit réalisé, qu'on aille réellement améliorer partout la terre et ses habitants, mais il faut des vingt, des cinquante ans et plus, de travaux herculéens et longtemps improductifs, pour reconquérir les terres, plaines ou montagnes, faites stériles par la nature ou par les ravages de la guerre. Est-ce avec ce que pourra produire dans un siècle le Sahara, ou dans trois, l'Arabie Pétrée, que vous nourrirez les pauvres petits que les ploutocrates vous excitent à faire en ce moment ?

Et quant à la production actuelle de la terre, méditez les chiffres qui suivent et que ceux aiment leurs semblables, tachent de découvrir dans les statistiques officielles, les données qui complèteraient les nôtres.

La terre entière a produit dans chacune de ces dernières années, quelques 70 millions de tonnes de blé. Cette quantité divisées équitablement entre tous les 1600 millions d'humains donneraient à chacun 43 kg. par an, 120 grammes par jour, soit le petit sixième de la ration du soldat français.

Le blé n'est pas le seul aliment, je le sais, je pourrais (1) vous présenter des nombres pour tous les autres grands aliments, les céréales, orge, seigle, riz..., et pour les moins importants, légumineuses, fruits, viandes. Mais sans en être la *mesure* le blé est un bon *indice* de la production générale, et l'on peut dire qu'à fort peu près, tout est à l'avenant. Rareté du blé indique rareté de toute autre nourriture

Estimez d'après cela, le nombre de ceux dont la mort est hâtée par l'insuffisance des subsistances *actuelles*, la mauvaise répartition ajoutant certainement à cette insuffisance sa bonne part de misère, mais étant fort loin d'en être la seule cause. On doit l'estimer à un *gros tiers* de la race humaine.

Tous les philosophes, non les rêveurs métaphysiciens, mais les savants qui savent observer et calculer sont du même avis. Personne ne devrait se permettre de parler de cette question de première importance sans avoir lu le livre où Joseph Garnier l'exposa d'une manière irréfutable : *Du principe de population* (1845).

Même avant que Malthus eût signalé l'action continue dans le passé et dans le présent, de la fatalité naturelle qui torturera la race humaine jusqu'au moment où elle se décidera à appliquer le

(1) Ceux qui voudraient avoir à ce sujet des détails circonstanciés les trouveraient dans l'excellent opuscule de G. GIROUD, *Population et Subsistances*, Librairie de *Régénération*, Paris 1903.

vrai, le seul remède, nombre d'esprits éminents avaient entrevu la nécessité de la prudence procréatrice. Je veux vous laisser sous l'impression d'une phrase marmoréenne écrite en 1793 par Condorcet dans la retraite que ce bienfaiteur de l'humanité ne devait quitter que pour mourrir, victime des tyrans d'alors, plus excusables que ceux d'aujourd'hui :

« Si l'on suppose que les progrès de la raison aient marché de pair avec ceux des sciences et des arts, que les ridicules préjugés de la superstition aient cessé de répandre sur la *morale* une *austérité* qui la *corrompt* et la *dégrade* au lieu de l'épurer et de l'élever, les hommes sauront alors que s'ils ont des obligations à l'égard des êtres qui ne sont pas encore nés, elle ne consistent pas à leur donner l'EXISTENCE mais le BONHEUR : elles ont pour objet le bien-être général de l'espèce humaine ou de la société dans laquelle ils vivent, de la famille à laquelle ils sont attachés et non la puérile idée de charger la terre d'êtres inutiles et malheureux » (1).

PAUL ROBIN. (2)

(1) Progrès de l'Esprit Humain (Xe époque vers le milieu.)
(2) Une première édition de ce travail parut en 1901 dans la *Critique*, 50, boulevard Latour-Maubourg, Paris VIIe.

NOTE :

Economistes, socialistes, anarchistes, poursuivent ce but : que tout être humain ait les subsistances nécessaires. Ne parlons pas en ce moment de leurs divergences quant aux détails de possession et aux moyens de lutte.

Deux faits d'expérience :

1° Les subsistances actuellement à la disposition de l'humanité lui sont insuffisantes.

2° Ces subsistances insuffisantes sont mal distribuées.

Il en résulte deux efforts qui ne s'excluent pas; et dont le premier doit être avantageusement dédoublé.

1° Augmenter les subsistances afin qu'il y en ait pour tout le monde

2° Eviter l'augmentation du nombre des bouches jusqu'à ce que les subsistances produites leur suffisent.

3° Faire une équitable distribution des subsistances.

Le troisième effort a été traité et est constamment traité de toute manière. Tout a été dit. Divergence parfaite; autant d'opinions que d'écoles, ou plutôt que d'individus. N'en parlons plus, n'ajoutons pas une opinion de plus à l'infinité des autres. Souhaitons le triomphe de la solution qui donnera le plus vite et le plus complètement satisfaction au plus grand nombre, tout de suite à tous, si l'absolu était possible.

Le premier, je l'abandonne avec joie aux disciples et imitateurs de Georges Ville, bien outillés et capables d'augmenter le rendement de la terre: je me contente aujourd'hui de suivre avec intérêt leurs travaux et les résultats qu'ils obtiennent. Tout au plus prêcherai-je encore par la parole et l'exemple, l'usage d'une foule d'aliments végétaux que certains ignorent et méconnaissent tandis que d'autres s'en régalent

Je préfère m'attacher au deuxième effort, qui est négligé, abominablement travesti, donne lieu aux plaisanteries des imbéciles se croyant spirituels, aux calomnies des fourbes et des hypocrites. Il est plus difficile à prêcher parce qu'il demande des efforts individuels, et qu'il aboutit à des questions intimes sur lesquelles l'hypocrisie dominante fait semblant de jeter des voiles, ornements impudiques pour le philosophe. Mais il est le plus facile à mettre en pratique, le plus fécond en résultats immédiats. Son grand défaut, aux yeux des maîtres du monde, et qu'il sape toute autorité morale et matérielle, en privant ceux qui ont intérêt à la maintenir, de leurs plus puissants moyens d'action, les brutes armées, inconscientes et les résignés industriels. Il devrait donc être mieux apprécié par ceux qui veulent la suppression de toute tyrannie.

Mais la plupart de ces derniers, révolutionnaires de l'antique mode, en sont encore aux espérances basées sur la prise de la Bastille et le succès de la Révolution de 1830, malgré tant de cruels démentis, dont les deux plus célèbres, juin 48 et mai 70.

L'infime minorité des gouvernants exploiteurs, soutenus par l'immense masse des « brutaux », possèdent la tactique savante et les armes perfectionnées dont les exploités et les émancipateurs sont absolument dépourvus. Mais ces derniers ont un moyen contre lequel les despotes du jour ne peuvent rien qu'exhaler à leur tour leur impuissante rage.

C'est parmi les nombreux enfants des prolétaires que se recrute l'armée des résignés et celle des brutaux. Il appartient aux prolétaires de diminuer les deux forces hostiles. Qu'ils cessent donc de mériter leur nom d'intempérants *faiseurs d'enfants*; qu'ils n'en fassent qu'à bon escient, après mûre réflexion.

en nombre assez petit pour pouvoir les bien soigner, élever, instruire, et n'être pas forcés par la misère de les abandonner à leurs tyrans abrutisseurs et corrupteurs.

Que les enfants qu'ils voudront bien procréer soient et restent les vigoureux défenseurs des opprimés, relèvent la puissance physique et morale de leur classe, au lieu de devenir dans les armées des résignés et des brutaux, les solides alliés de la ploutocratie qui l'écrasent.

Voilà le bon moyen, celui qu'on peut appliquer, tout en restant réellement et profondément sympathique à tout autre effort. en étant prêt à se réjouir de tout autre succès de détail, pourvu qu'il ne dissimule pas un recul.

Les impatients trouvent ce moyen lent. Soit: mais les leurs le sont-ils moins? Il y a un tiers de siècle et plus, comme nos aînés, nous préparions *la Révolution sociale!* Nous faisions aussi, comme eux, sonner les mots creux de *droits* et de *devoirs.* Les expériences d'un siècle et demi n'ont servi à rien, et nos jeunes successeurs continuent à *préparer la Révolution sociale* en agitant les mêmes grelots.

A l'œuvre réelle, mes amis: Assez de paroles vides de sens, aux actes! Quelques-uns de ces derniers sont un peu abordés il est vrai: éducation populaire, coopération: mais le premier ne l'est pas sérieusement et franchement: *prudence, tempérance parentale!*

Pour finir qu'il me soit permis de souhaiter ardemment de ceux qui font ces autres efforts. la même sympathie pour les nôtres: que, de plus en plus, ils accordent dans leurs feuilles où s'étalent tant de choses d'utilité moindre, une bonne place pour l'annonce et la diffusion de la grande vérité méconnue, du seul *point de départ* rationnel de l'émancipation de la femme et de l'humanité!

PAUL ROBIN.

FÉDÉRATION INTERNATIONALE
de la Régénération Humaine

Président : Dr CHARLES R. DRYSDALE.
Vice-Président : PAUL ROBIN.
Administrateur : E. HUMBERT.
Siège social : 27, rue de la Duée, Paris XXe.

ANGLETERRE. — The Malthusian League. Secrétaire : W. H. Reynolds, New Cross, London S. E. Mensuel : *The Malthusian.* (1879).

HOLLANDE. — De Nieuw-Malthusiaansche Bond. Secrétaire Dr J. Rutgers, Jacob. v. d. Doesstraat 96. La Haye. Publication éventuelle *Het Gelukkig Huisgezin.* (1885).

ALLEMAGNE. — Sozial Harmonische Verein. Secrétaire : M. Hausmeister, Stuttggart. Mensuel : *Die Sozial Harmonie.* (1889).

FRANCE. — Ligue de la Régénération Humaine. Fondateur : Paul Robin ; secrétaire : E. Humbert. 27, rue de la Duée, Paris, XXe. Mensuel : *Régénération.* (1895).

ESPAGNE. — Liga de la Regeneracion Humana. Secrétaire : Luis Bulfi. 8, plaza Comercial. Barcelone. Mensuel : *Salud y Fuerza.* (1904).

BELGIQUE. — Ligue Néo-Malthusienne. Président : Dr Fernand Mascaux, à Courcelles. Mensuel : *Procréation consciente* (1906).

ETATS-UNIS. — *The American Journal of Eugénics,* Mensuel Secrétaire : Moses Harman, 500, Fulton Street. Chicago.

BOHÊME-AUTRICHE. — *Prace.* Secrétaire : Michal Kacha. 711, Zizkov. Prague.

En vente à *Régénération.*

CROC-MITAINE (image). Prix : les 10, 0 fr. 40 ; franco, 0 fr.50.

AUX FEMMES. — AUX GENS MARIÉS. — AUX PROPAGANDISTES, feuillets pour distribution. Prix : le cent, 0 fr. 35 ; franco, 0 fr. 50 ; le mille, 2 fr. 50 ; franco, en gare, 3 fr. 10.

CARTES POSTALES ILLUSTRÉES, la collection de huit cartes. Prix : 0 fr. 40, franco, 0,45.

ÉTIQUETTES GOMMEES, feuille de 25 étiquettes différentes. Les quatre, prix : 0 fr. 15, franco 0,20.

COUPE DU BASSIN DE LA FEMME & OBJETS DE PRÉSERVATION, lithographie. Prix : 0 fr. 15 ; franco, 0 fr. 20 ; en tube, 0 fr. 25.

LA SANTÉ DE LA FEMME. Prix : les 10 exemplaires 0 fr. 25 ; franco, 0 fr. 35 ; le cent 2 fr. 50, franco 3 fr. 10.

Brochures

PAIN, LOISIR, AMOUR, par Paul Robin. Prix : 0 fr. 10 ; franco 0 fr. 15.

LIBRE AMOUR, LIBRE MATERNITÉ, par Paul Robin. Prix: 0 fr. 10; franco 0,15.

POPULATION, PRUDENCE PROCRÉATRICE, par Paul Robin. Prix 0 fr. 10; franco, 0,15.

LE NÉO-MALTHUSIANISME, par Paul Robin Prix: 0 fr. 10 ; franco, 0,15.

CONTRE LA NATURE, par Paul Robin. Prix : 0 fr. 10 ; franco, 0,15.

MALTHUS ET LES NÉO-MALTHUSIENS, par Paul Robin. Prix : 0 fr. 10 ; franco, 0,15.

DEGÉNÉRESCENCE DE L'ESPÈCE HUMAINE, causes et remèdes. Communication à la Société d'Anthropologie de Paris, par Paul Robin. Prix : 0 fr. 10; franco 0,15.

LES PROPOS D'UNE « FILLE », recueillis par Paul Robin. Prix : 0 fr, 10; franco 0,15.

LE PROBLÈME DE LA POPULATION, par Sébastien Faure. Prix: 0 fr. 15; franco, 0,20,

CONTROVERSE SUR LE NÉO-MALTHUSIANISME. Communication du Dr E. Javal à l'Académie de médecine, et réponse par Paul Robin, Prix : 0 fr. 20, franco 0,25.

RAPPORTS AUX CONGRÈS, Ouvrier de Marseille, Libertaire de Paris, National Corporatif de Bourges, Anti-militariste d'Amsterdam, Libre-Pensée de Paris, etc. Prix : 0 fr. 25 ; franco 0,30.

VERS RÉGÉNÉRATEURS, par Paul Robin. 48 pp. 0,30 ; franco, 0,35.

MOYENS D'ÉVITER LES GRANDES FAMILLES, traduction de la brochure publiée par la Ligue Néo-Malthusienne néerlandaise. Prix : 0 fr. 30; franco 0. 35.

GÉNÉRATION CONSCIENTE, par Franck Sutor, nombreuses figures anatomiques, Prix : 0 fr. 75, pour nos abonnés 0.50, franco, 0.60.

LA PRÉSERVATION SEXUELLE, par le docteur A. B. de Liptay Prix : 1 fr., pour nos abonnés 0.75, franco 0.85.

PAR LA RÉVOLTE, scène symbolique par Mme Nelly Roussel, avec introduction de Sébastien Faure. Prix : 0 fr. 50; franco, 0,60.

POPULATION ET SUBSISTANCES, essai d'arithmétique économique avec 2 tableaux statistiques, par G. Giroud. Schleicher éditeur. Prix 1 fr ; franco 1,15

Volumes

ÉLÉMENTS DE SCIENCE SOCIALE, ou Religion physique, sexuelle et naturelle. Exposé sur la véritable cause, et sur le remède des trois principaux maux de la société : la Pauvreté, la Prostitution et le Célibat, par Georges DRYSDALE, docteur en médecine.

Sixième édition française, traduite d'après la 32e édition anglaise, revue et corrigée par l'auteur. Prix : 3 fr.; franco 3,50.

PROPHYLAXIE SEXUELLE, causeries médicales sur la préservation et les préservatifs sexuels, avec 25 figures dans le texte, par le Dr LIPTAY. Prix marqué : 10 fr. Pour nos abonnés 3 fr. 50, franco, 4 fr.

LE DROIT A L'AVORTEMENT, roman par le Dr J. Darricarrère. Albin Michel, éditeur Prix : 2 fr. 75 ; franco 3 fr. 25.

FECONDE, roman, par Daniel RICHE, Flammarion éditeur. Prix: 2 fr. 75 franco 3,25.

STÉRILE, roman par Daniel RICHE, Flammarion, éditeur. Prix: 2 fr. 75 franco 3,25.

SÉSAME ou la MATERNITÉ CONSENTIE, roman par Michel Corday, Fasquelle éditeur Prix : 2 fr. 75, franco 3,25.

STÉRILITÉ, roman, par Ferri-Pisani. Prix : 1 fr. 50 ; franco 1. 70

MATERNITÉ, drame en 3 actes par BRIEUX. V. Stock, éditeur. Prix : 2 fr 75, franco 3,25.

LA PROCRÉATION VOLONTAIRE, suivie d'une enquête sur la prophylaxie anti-conceptionnelle, par le Dr Klotz-Forest. Prix: 2 fr. franco 2.20.

BREVIAIRE DE LA FEMME ENCEINTE, par le Dr Liptay. Etude sur les procédés d'avortement naturel, médical et illégal. Cent figures dans le texte. Prix : 3 fr. 50 ; franco 4 fr.

DU PRINCIPE DE POPULATION, par Joseph GARNIER, membre de l'Académie des sciences morales et politiques, Guillaumin, éditeur Prix: franco, 10 francs.

LA QUESTION SEXUELLE, par Auguste FOREL, ancien professeur de psychiatrie à l'Université de Zurich., Steinheil, éditeur. Prix : franco, 10 fr.

DU MARIAGE, par Léon BLUM; Ollendorf, éditeur, Prix: 2 fr. 75, franco 3 fr. 25.

Périodiques

(Les abonnements sont reçus à Régénération)

PROCRÉATION CONSCIENTE, organe mensuel de la Ligue Néo-Malthusienne Belge. Dr Mascaux, à Courcelles. Abonnement 1 fr. 80.

THE MALTHUSIAN, organe mensuel de la Ligue malthusienne anglaise; W.-H. Reynolds, New-Cross, London S.E. Abonnement, 2 fr. par an

SOZIAL HARMONIE. Organe mensuel de la Ligue allemande, SOZIAL HARMONISCHE-VEREIN, M. Hausmeister à Stuttgart. Abonn. 3 fr. 50 par an.

LUCIFER (The Light-Bearer), bi-mensuel. Moses Harman, 500 Fulton street, Chicago, Illinois, Etats-Unis. Abonnement 6 fr. par an.

SALUD Y FUERZA, organe mensuel de la Liga de la Regeneracion humana espagnole : Bulffi, 8, plaza Comercial. Barcelone. Abonn. 1 fr. 80.

HET GLUKKIG HUISGEZIN (La famille heureuse), organe de la Ligue néo-malthusienne néerlandaise. Dr J. RUTGERS, Jacob. v. d. Doesstraat, 96, La Haye. Abonnement, 1 fr. 50 par an.

RÉGÉNÉRATION années 1902-1903-1904-1905 Prix : 1 fr. 50 chacune.

Imp. de la Régénération Humaine, 27, rue de la Duée, Paris.

www.ingramcontent.com/pod-product-compliance
Ingram Content Group UK Ltd.
Pitfield, Milton Keynes, MK11 3LW, UK
UKHW020447220726
13923UKWH00005B/2394

9 782014 441727